BEI GRIN MACHT SICH IHR WISSEN BEZAHLT

AF135994

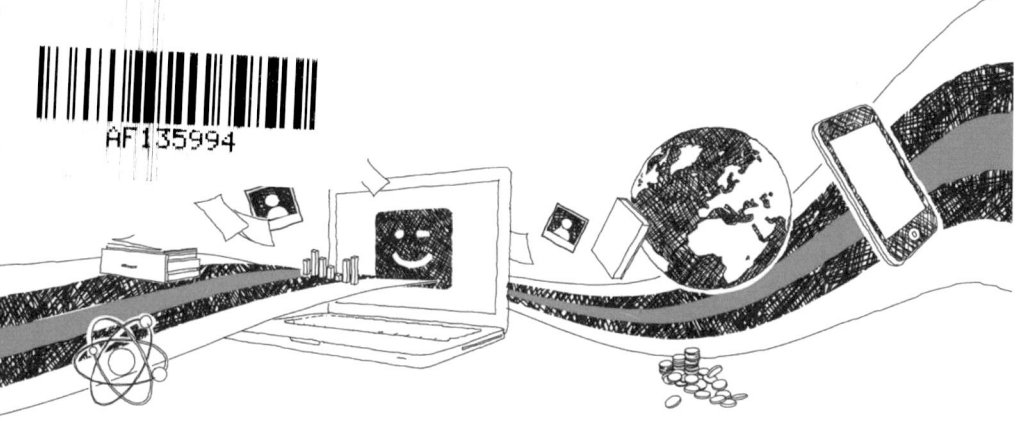

- Wir veröffentlichen Ihre Hausarbeit, Bachelor- und Masterarbeit

- Ihr eigenes eBook und Buch - weltweit in allen wichtigen Shops

- Verdienen Sie an jedem Verkauf

Jetzt bei www.GRIN.com hochladen und kostenlos publizieren

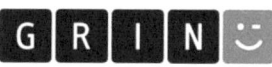

Kraulschwimmen. Eine Erklärung durch die biomechanischen, physikalischen und technischen Grundlagen

Daniel Eich

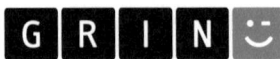

Bibliografische Information der Deutschen Nationalbibliothek:

Die Deutsche Nationalbibliothek verzeichnet diese Publikation in der Deutschen Nationalbibliografie; detaillierte bibliografische Daten sind im Internet über http://dnb.d-nb.de abrufbar.

ISBN: 9783346633927
Dieses Buch ist auch als E-Book erhältlich.

© GRIN Publishing GmbH
Nymphenburger Straße 86
80636 München

Druck und Bindung: Books on Demand GmbH, Norderstedt Germany
Gedruckt auf säurefreiem Papier aus verantwortungsvollen Quellen

Das vorliegende Werk wurde sorgfältig erarbeitet. Dennoch übernehmen Autoren und Verlag für die Richtigkeit von Angaben, Hinweisen, Links und Ratschlägen sowie eventuelle Druckfehler keine Haftung.

Das Buch bei GRIN: https://www.grin.com/document/1192543

Martin-Luther-Universität Halle-Wittenberg Institut für Sportwissenschaft

Belegarbeit

Seminar Theorie und Methodik des Schwimmsports und Seminar Schwimmen/ BA

Titel: Die Erklärung des Kraulschwimmens durch die biomechanischen, physikalischen und technischen Grundlagen.

von
Daniel Eich
Politikwissenschaften 120 LP, Sportwissenschaften 60 LP

Abgabetermin: Halle, den 15.07.2020

Inhaltsverzeichnis

1. Einleitung

„Ach Schwimmen..." So ist wohl der Gedanke vieler Personen, die sich mit der Natur des Schwimmens auseinandersetzen. Für die Einen ist der Sprung in das kalte Nass der Start in ein bekanntes Terrain, da sie sich seit ihrer Jugend damit auseinander setzen durften, wie man sich effizient durch das Wasser bewegt. Für andere Personen kommt die Auseinandersetzung erst spät zustande und ist dadurch gewöhnungsbedürftig. Speziell im Triathlon beginnt diese Auseinandersetzung relativ spät, da oftmals ein Quereinstieg aus dem Rad- oder Laufsport gemacht wird. Mit den deutschen Erfolgen bei den Triathlon-Weltmeisterschaften, beschäftigen sich immer mehr Menschen mit dem Triathlon als Freizeitsport und suchen Veranstaltung um sich auf den verschiedensten Distanzen mit sich selbst oder mit anderen zu messen. Das Schwimmen ist dabei die erste Disziplin und dementsprechend wichtig für das weitere Rennen. Um nicht zu viel Energie zur verschwenden, bietet sich der Blick zu den Schwimmern*in, die das perfektioniert haben. Doch beginnt die Reise zum effizienten Schwimmen nicht ausschließlich im Becken, sondern auch mit der Bewegungsvorstellung im Kopf. Diese Vorstellung soll an Hand der physikalischen Gesetzmäßigkeiten veranschaulicht werden. Die Schwimmart mit der die Fortbewegung erklärt werden soll ist das Kraulschwimmen, da es sich dabei um den schnellsten Schwimmstil handelt.

Im ersten Kapitel werden die allgemeinen physikalischen Gesetzmäßigkeiten, die im Wasser beim Schwimmen wirken durch Formeln erklärt. Das zweite Kapitel geht spezieller auf das Kraulschwimmen ein und zeigt die Fortbewegung in seinen einzelnen Schritten. Das Ende bildet das Fazit, wo Tipps gegeben werden, die man beim Kraulschwimmen mit Hilfe der Physik effizient anwenden kann.

2. Die physikalischen Gesetzmäßigkeiten die im Wasser beim Schwimmen wirken

Um die Prinzipien des Schwimmens erklären zu können, muss der Fokus auf die physikalischen Gesetzmäßigkeiten gelegt werden. So wird folgend die Hydrostatik beschrieben, deren Inhalt sich in Dichte, dem hydrostatischen Druck und dem statischen Auftrieb aufteilt.

Bei der Dichte handelt es sich um das Verhältnis zwischen einer Masse m und einem Rauminhalt bzw. Volumen V. Als Beispiel kann die Menge der Teilchen in einem Kubikzentimeter herangezogen werden. Ergo, je mehr Teilchen sich als Beispiel in einem Kubikzentimeter befinden, desto dichter liegen diese zusammen. Beim Schwimmen ist nun das Verhältnis der Dichte von Wasser zur Dichte vom Menschen zu betrachten. Für einen Körper bedeutet dass, je geringer die eigene Dichte im Verhältnis zu Wasser ist, schwimmt dieser Körper auf dem Wasser. Der Organismus des Menschen hat dabei eine annähernd gleiche Dichte[1] wie das Wasser. Durch diesen Umstand ist eine natürliche Voraussetzung für die Schwimmfähigkeit gegeben. Abhängig der Gewebestruktur unterscheiden sich die menschlichen Körper zwischen dem Mann und der Frau etwas. Mit der individuellen Dichte der Gewebestruktur, die sich aus den Muskeln, den Knochen und dem Fettgewebe zusammensetzt, hat jeder Körper eine unterschiedliche Wasserlage. Im Durchschnitt haben Frauen dabei einen niedrigeren Wert als die Männer. Mit der Atmung beim Schwimmen wird auch auf die Dichte des Körper eingewirkt. So ist die Dichte bei der Einatmung geringer - der Körper steigt - als bei der Ausatmung - der Körper sinkt. (Vgl. Strass, D. & Hahn, A. 2009.).

$$\rho = \frac{m}{V} \left[\frac{g}{cm^3} \right]$$

Für die Bemessungsgrundlage des hydrostatischen Drucks ist das Gewicht einer ruhenden Flüssigkeit die Grundlage und wirkt im Zentrum der Flüssigkeit nach allen Seiten gleichmäßig. Im Verhältnis von wachsender Tiefe, sowie Dichte der Flüssigkeit nimmt der Druck p zu. Druck wird allgemein als Kraft F pro Fläche A definiert. (Vgl. Strass, D. & Hahn, A. 2009).

$$p = \frac{F}{A} \, [\, Pa]$$

Der hydrostatische Druck berechnet sich dadurch, in dem die Variable des Wassers hinzugenommen wird. Die Formel dazu ergibt sich aus der Gewichtskraft des über einer Fläche A liegenden Wassers verursacht wird. Über die Maße m und der Erdbeschleunigung g ergibt sich das Produkt der Gewichtskraft des Wassers. Die Maße m des Wassers ist dabei das Produkt aus der Dichte ρ und dem vom Wasser eingenommenem Volumen V, was sich aus dem Verhältnis zwischen der

---

[1] ca. $1,0 \frac{g}{cm^3}$

4

Grundfläche A der Höhe h des Wassers über der Fläche A berechnet. *(Vgl. Strass, D. & Hahn, A. 2009).*

$$F = m \cdot g = \rho \cdot V \cdot g = \rho \cdot A \cdot h \cdot g\,[N]$$

Dem zufolge ergibt sich für einen hydrostatischen Druck p in der von der Wasseroberflächen gemessenen Tiefe h.

$$p = \frac{F}{A} = \rho \cdot g \cdot h$$

Befindet sich ein Körper mit seiner gesamten Oberfläche unter dem Wasser, so ist er allumfänglich dem hydrostatischen Druck ausgesetzt, da der Druck allseitig wirkt und davon abhängig ist, wieviel Wasser sich tatsächlich über der gedachten Fläche befindet.

Der statische Auftrieb ist bei jedem Körper vorhanden, der in Wasser eingetaucht wird. Dem zugrunde liegt das archimedische Prinzip, wo der Auftrieb gleich der Gewichtskraft der von ihm verdrängten Flüssigkeitsmenge V ist. Die Kraft ist dabei senkrecht nach oben gerichtet. Das Produkt $\rho \bullet V$ ist die Masse des vom Körper verdrängten Wassers und $g \bullet \rho \bullet V$ ist ihre Gewichtskraft. (Vgl. Strass, D. & Hahn, A. 2009).

$$F_A = g \cdot \rho \cdot V$$

Exemplarisch gelten die Aussagen:
I. Wenn die Dichte eines Körpers größer als die des Wassers ist sinkt der Körper.
II. Ist die Dicht eines Körpers gleich dem des Wassers liegt ein Gleichgewichtszustand vor und der Körper schwebt kräfterfrei
III. Bei einer geringeren Dichte des Körpers gegenüber Wasser, steigt der Körper nach oben und schwimmt. Der Körper taucht dabei soweit in das Wasser ein bis das Gewicht dem verdrängten Wasservolumen entspricht. (Recknagel 1990).

Aus den statischen Bedingungen, die allgemein das Verhältnis zwischen einem Körper und Wasser erklärt, folgt für das Schwimmen, was eine beabsichtigte Bewegung in eine Richtung kennzeichnet. Dabei ist es erstmal unabhängig welche Schwimmtechnik dafür angewandt wird. Im spezielle wird dann auf die biomechanischen Grundlagen beim Kraulschwimmen eingegangen. (Vgl. Strass, D. & Hahn, A. 2009).

Die Hydrodynamik, qua die Gesetzmäßigkeiten von bewegten Körpern im Wasser wird in die Reaktionskräfte, Wasserwiderstand und dynamischen Auftrieb unterschieden.
Der Wasserwiderstand behindert grundsätzlich einen Körper beim Fortbewegen und ist somit auch ein Bremswiderstand. Doch ermöglicht der Wasserwiderstand das Fortbewegen, da er dem Schwimmer*in den nötigen Abdruck bietet. Die Summe der Anteile die den Wasserwiderstand berechnen lassen, wird in „Druck" oder „Form" und „Welle", bei konstanter Schwimmgeschwindigkeit bemessen. (Vgl. Strass, D. & Hahn, A. 2009).

$$F_{gesamt} = F_{Reibung} + F_{Druck} + F_{Welle}$$

Die Reibungskraft F_{fr} hängt von vier Punkten ab. Zum ersten, wie viel von der gesamten Oberfläche des Schwimmers*in eingetaucht sind; zum zweiten, von den Strömungsbedingungen innerhalb der Grenzschichten; drittens, von den Strömungsgeschwindigkeiten; und viertens, von der Zähigkeit und Dichte des Wasser. Die Formel ergib sich aus der dynamischen Viskosität η, der Dichte ρ, der Differenz aus den Geschwindigkeiten der Wasserschichten Δv, der Differenz in der Dichte der Flüssigkeit $\Delta \rho$ und der mit Wasser bedeckten Oberfläche des Körpers A_{fr}. (Vgl. Strass, D. & Hahn, A. 2009).

$$F_{fr} = \eta \cdot \frac{\Delta V}{\Delta \rho} \cdot Afr$$

Die Größe des Formwiderstand F_{Druck} wird durch die unterschiedlichen Druckverhältnisse vor und hinter einem Körper bestimmt. Die Werte der Formel die den Druckwiderstand berechnen, ergeben sich aus den Variablen von der Dichte des Wassers ρ; dem dimensionalen Zahlenwert für den Druck, der durch die Art und Orientierung der Strömung beeinflusst wird C_D, die projizierte Fläche eines Körper der sich senkrecht zur Anströmrichtung befindet A, und die Geschwindigkeit des Körpers v. (Vgl. Strass, D. & Hahn, A. 2009).

$$F_{Druck} = \frac{\rho}{2} \cdot C_D \cdot A \cdot v^2$$

Ein weiterer Widerstand dem sich Schwimmer*in auf Grund seiner Antriebsbewegung stellen muss, ist der Wellenwiderstand F_{Welle}. Für den Schwimmer*in bedeutet das, einen höheren Energieaufwand zur Überwindung der Wellen, die sich in Diagonalform vom Körper wegbewegen. Für die Berechnung des Wellenwiderstandes F_{Welle} fließen in die Formel die Dichte des Wasser ρ, die Amplitude der Welle A, die Wellenlänge λ, die Geschwindigkeit der Welle v_{Welle}, und der Winkle zwischen der Bewegungsrichtung des Massenschwerpunktes und der Richtung der ersten Bugwelle α ein. (Vgl. Strass, D. & Hahn, A. 2009).[2]

$$F_{Welle} = \rho \cdot \frac{A^3}{\lambda^2} \cdot v_{Welle} \cdot sin\alpha)^3 \cdot cos(\alpha \cdot \Delta t)$$

Zu dem allgemeinem Auftrieb, kommt im speziellen Fall beim Schwimmen zusätzlich der hydrodynamische Auftrieb, die Liftkraft, zur Geltung. Die biomechanische Erklärung liegt in der ausgeführten Querbewegung, die den dynamischen Auftrieb oder die Liftkraft erzeugt. Die gleiche Erklärung findet sich in der Luftfahrt wieder, wo eine höhere Strömungsgeschwindigkeit an der Oberseite zu einem geringeren statischen Druck führt als an der Unterseite. So herrscht oben ein Unterdruck und

---

[2] Die angegebene Formel enthält einen Druckfehler, die richtige Formel war nicht nachvollziehbar.

unten ein Überdruck. Die Liftkraft errechnet sich aus der Dichte des Körpers ρ, dem dimensionsloser Zahlenwert für die Körperform C_L, die Fläche des Körpers senkrecht zur Anströmrichtung und die Geschwindigkeit des Körpers oder seiner Teile v.*(Vgl. Strass, D. & Hahn, A. 2009).*

$$F_L = \frac{\rho}{2} \cdot C_L \cdot A \cdot v^2$$

Aus den physikalischen Gesetzmäßigkeiten ergibt sich im folgenden Abschnitt, die technischen Anwendungskriterien, die es dem*r Schwimmer*in erlauben sich im Wasser mit der richtigen Kraulbewegung schnell und effizient zu bewegen.

3. Die technischen Grundlagen des Kraulschwimmens

Die Schwierigkeiten denen sich Sportler*innen beim Erlernen der Schwimmart in einem hohen Alter stellen müssen, ist nicht nur die Komplexität aus der Koordination zwischen der Armbewegung und dem Beinschlag sondern auch das Wassergefühl, was es ermöglicht die individuellen körperlichen Gegebenheiten kennenzulernen und auf die physikalischen Bedingungen anzupassen. Die Bewegungsbeschreibung folgt den gleichen Elementen wie sie allgemein beim Schwimmen gelten. So folgt die Beschreibung an Hand der Punkte: Körperlage, Armbewegung, (untergliedert in Unterwasserphase, Wasserfassen, Zugphase, Druckphase und Überwasserphase), die Beinbewegung, die Atmung und die gesamte Körperbewegung.

3.1 Körperlage

Die Körperlage ist ausschlaggebend für den Formwiderstand im Wasser. So gilt es diesen Widerstand so gering wie möglich zu halten. Der Körper hat eine flache Position und ist getreckt knapp unter der Wasseroberfläche. Der Schultergürtel liegt währenddessen etwas höher als das Becken. Die Beine arbeiten hauptsächlich unter Wasser. Bedingt durch die Zug-Druckbewegung der Arme, rollt der Körper über die Längsachse. In Verlängerung der Längsachse liegt der Kopf und dreht sich im Rhythmus der Rollbewegung um diese Längsachse. Das Atmen wird dadurch erleichtert.

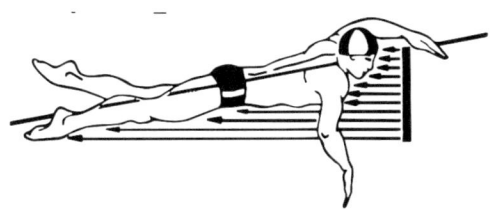

Ideale Wasserlage beim Kraulschwimmen (POPESCU 1978, 21)

Abbildung 1

3.2 Armbewegung

Die Armbewegung ist beim Kraulschwimmen die Hauptantriebsquelle und gibt den Rhythmus für die Atmung vor. Der Armzug vollzieht dabei eine Phase über und unter dem Wasser. Die Unterwasserphase lässt sich wiederum in das Wasserfassen (Greifphase) und einer Zugphase unterscheiden.

3.2.1 Das Wasserfassen

Vor dem Kopf taucht die Hand mit der Daumenseite vor dem Ellenbogen ins Wasser. Die Hand schaut Richtung Schwimmenden und der Arm sollte so weit nach vorne gestreckt werden, so dass die Schulter nahezu das Ohr berührt. Berührt nun die

Hand das Wasser folgt das Wasserfassen, wo durch das Beugen der Hand im Handgelenk versucht wird den Wasserwiderstand zu finden. Die Finger bewegen sich währenddessen bei einer schräg auswärts-abwärts zeigenden Hand nach unten.

3.2.2 Die Zugphase

Die Zugphase ist gekennzeichnet durch eine Zugbewegung, die über einen „hohen“ Ellenbogen den Druck verstärkt. Das bedeutet, die Hand und der Unterarm nähern sich der Senkrechten, ergo der Ellenbogen bleibt (hoch) „stehen“. Zur Körpermitte hin führt dann die Zugphase in einer einwärts-rückwärts Bewegung. Der Ellenbogen winkelt sich für eine optimale Kraftübertragung bis maximal 90% ab. Das Zugmuster folgt einer Rollbewegung die durch den Körper bedingt wird, da sie Überwasserphase des anderen Armes stark beeinflusst wird.

3.2.3 Die Druckphase

Die Druckphase beginnt wenn der Ellenbogen auf der Schulterhöhe ist. Sie ist die hauptsächliche Quelle für den Vortrieb. Durch die Stärkste Beugung, die bei ca. 90% liegt, streckt sich der Arm über die Schulter nach hinten, wobei die Hand und der Unterarm möglichst lange neben dem Oberschenkel Richtung Fuss Nachdruck erzeugen. Die Hand drückt mit Kraft Richtung Fuß nach, während der Ellenbogen schon die Schwungbewegung einleitet. Während des Unterwasserzuges sollte die Bewegungsgeschwindigkeit zunehmen.

3.2.4 Die Überwasserphase (Schwungphase)

Die Überwasserphase, in der der Arm in die Ausgangsposition gebracht wird, sollte möglichst kraftsparend und entspannt vollzogen werden. Um beim nach vorne führen des Armes die Hand „spritzerlos“ aus dem Wasser zu nehmen, ist der Ellenbogen zunehmend bis zum höchsten Punkt eingewinkelt. Mit Schwung und ohne Kraftaufwand folgt der Arm der in Schulterbreite eintauchenden Hand und streckt sich, um gleitend nach vorne zu fallen. Um den Wasserwiderstand zu reduzieren erfolgt die Ausführung bei einem hohen Ellenbogen, der annähernd parallel zur Körperlängsachse verläuft. Die Chronologie kann exemplarisch so beschrieben werden: (asg-er. 2020) „während der rechte Arm gerade das Wasser verlässt, beginnt der linke Arm gerade zu ziehen; taucht der rechte Arm ins Wasser ein, beginnt der linke Arm gerade mit der Druckphase.“

Anmerkung der Redaktion: Die Abbildung wurde aus urheberrechtlichen Gründen entfernt.

Abbildung 2

3.3 Beinbewegung

Beim Kraulschwimmen stabilisiert der Beinschlag die Körperlage, erzeugt Vortrieb und unterstütz einzelne Phasen der Armzugs. Der Zyklus in dem der Beinschlag vollzogen wird, hängt von der Distanz ab, die zurückgelegt wird. Unter Zyklus versteht man, wie viele Beinschläge währen eines Armzuges gemacht werden. Bei kurzen Distanzen ist der Zyklus höher als bei den Mittel- oder Langdistanzen.

3.3.1 Der Drehpunkt Hüfte

Die Hüfte stellt beim Beinschlag den Drehpunkt dar, wo sich abwechselnd die Beine auf- (Aufwärtsschlag=Ristschlag) und abbewegen (Abwärtsschlag=Sohlenschlag). Wie viel Energie dabei ins Wasser übertragen wird ist abhängig von der individuellen Beinlange.

3.3.2 Der Ristschlag

Der Ristschlag beginnt, wenn sich das Bein komplett gestreckt an der Wasseroberfläche befindet. Der Schlag wird damit eingeleitet, dass der Oberschenkel zu Beginn nach unten drückt, während die Fußsohle knapp unter der Wasseroberfläche verbleibt. Verzögert folgen der Unterschenkel und der Fuß dem Oberschenkel bei der eingeleiteten Abwärtsbewegung. Der Fuß wird durch den erhöhten Wasserwiderstand überstreckt und bedingt durch seine Form, leicht nach innen gedreht. Die Abwärtsbewegung des Fußes endet mit der gleichzeitig beginnenden Aufwärtsbewegung des Oberschenkels.

3.3.3 Der Sohlenschlag

Bei der Aufwärtsbewegung des Beines entsteht kein Vortrieb. Die Aufwärtsbewegung des Oberschenkels setzt sich fort bis das Bein im Kniegelenk wieder gestreckt ist. Bedingt durch die lockere Fußhaltung im Gelenk, erhöht dich bei der erneuten Bewegung des Oberschenkels nach unten, der Druck auf den Fußrist, und führt zu einer erneuten Überdehnung des Fußgelenks, so dass dicht unter der Wasseroberfläche die Fußsohle senkrecht nach oben zeigt. Bei dem Bewegungsablauf ist der Krafteinsatz beim Beinschlag nach unten größer als der der das Bein wieder in die Ausgangsposition führt. In der Gesamtbewegung ist der Beineinsatz hauptsächlich für die die Unterstützung der Armbewegung gedacht.

3.4 Atmung

Die Atmung erfolgt bei jedem Schwimmer auf der präferierten Seite. Wenn die Anzahl der Atmungszyklen zwischen einer geraden Anzahl an Armzyklen z.B Zweier-, Vierer-, oder Sechser-Zug stattfindet neigt sich der Kopf nur zu einer Seite. Bei Zyklen in ungerader Zahl, z.B. Dreier-,oder Fünfer-Zug, findet die Atmung abwechselnd auf beiden Seiten statt. Die Atmung wird differenziert zwischen Ein- und Ausatmung.

3.4.1 Die Einatmung

Das Einatmen erfolgt wenn die Druckphase endet und der Arm auf Hüfthöhe das Wasser verlässt. Wegen der günstigen Position, die durch die Rollbewegung erreicht wird, kann der Kopf zur Seite gedreht werden und mit offenem Mund in der entstandenen Bugwelle Einatmen. Die Einatmung endet, sobald der Arm aus der Schwungphase ungefähr die Schulterachse erreicht und überschreitet. Ab dieser Bewegungsposition des Armes geht das Gesicht wieder unter Wasser.

3.4.2 Die Ausatmung

Während sich das Gesicht unter Wasser befindet erfolgt eine gleichmäßige Ausatmung durch die Nase und den Mund. Bevor der Zyklus zum Einatmen wieder eingeleitet wird, sollte kräftiger ausgeatmet werden um eine schnellere Einatmung zu begünstigen.

3.5 Gesamtbewegung

Die Gesamtbewegung ist die Koordination der aufeinander abzustimmenden Arm- und Beinbewegungen. Die Abstimmungen sind ein permanenter Teil um Vortrieb zu erzeugen. Zusätzlich sind es die störenden seitlichen Abweichungen, die durch die Schwungphase der Arme entstehen und mit einer diagonal nach außen und unten gerichteten Beinschläge neutralisiert werden müssen.

Anmerkung der Redaktion: Die Abbildung wurde aus urheberrechtlichen Gründen entfernt.

Abbildung 3

4. Fazit

Zu Beginn wurden die physikalischen Grundlagen zusammengefasst, die auf einen Körper im Wasser einwirken. Mit den Formeln die aufgezeigt wurden, kann die Physik in Zahlen und Ergebnisse umgewandelt werden. Auf Grund dieser Formeln kann sich im ersten Schritt die Effektivität beim Schwimmen erklären lassen, im zweiten Schritt wie die Schwimmbewegungen optimiert werden können. Durch den Bewegungsablauf beim Kraulschwimmen ist deutlich gemacht worden, worauf zu achten ist, um sich effektiv und schnell durch das Wasser bewegen zu können. Die Technik für das Schwimmen ist in jungen Jahren am einfachsten zu erlernen, da das Gehirn alle möglichen Eindrücke speichert und auch bei geringer Anwendung nicht mehr vergisst (Vgl. Richter. M. 2012). So gilt es beim Beibringen und Optimieren der Technik die richtige Bewegung so früh wie möglich richtig zu vermitteln. Im Bereich der Arme müssen die richtigen Anstellwinkel der Hand und der Arme vermittelt werden. Bei der Armrückführung über Wasser ist der Kontakt der Hand zum Wasser durch einen hohen Ellenbogen vermeidbar. Zugleich ist der richtige Korridor für das Eintauchen der Hand zu üben um in möglichst langen Zugphasen Druck auf das Wasser zu übertragen. Da bei den Bewegungen auch gleitende Kräfte wirken ist das Gleiten zwischen den Bewegungsphasen auszunutzen. Da es für längere Distanzen nötig ist während dem Schwimmen zu atmen, sollte der Fokus beim Kopf auf dem optimalen Ausnutzen der Bugwelle liegen. Der Beinschlag korrigiert hauptsächlich die Kräfte die Bremsen. Dadurch dass die Beine viel Sauerstoff verbrauchen gilt es den Beinschlagrythmus an die geschwommenen Distanzen anzupassen, um die Effizienz zu erhöhen und gleichzeitig keine unnötige Energie zu verlieren. Bei Sprints sind es zumeist sechser-Schläge und bei Mittel- bis Langstrecken zweier- bis dreier-Schläge. Zu den Armen und Beinen gesellt sich die Rumpfstabilität dazu, die den Körper in der Wasserlage hält. Mit der Verbesserung im Rumpfbereich wird das Schwimmen effizienter, da Seitenbewegungen minimiert werden. Wenn es dann um die spezielle Verbesserung der Technik geht, bietet es sich an Trainingshandbücher zu benutzen, die den speziellen Anforderungen des Schwimmers entsprechen. Das Kraulschwimmen bietet die Grundlage für die spezielle Fortbewegung im Freiwasser, beim Triathlon oder beim Wasserball.

5. Quellenverzeichnis

Albert Schweizer Gymnasium Erlangen, Asg-er., Theorie zum Kollegstufenkurs Schwimmen; Theorie zur Ergänzungssportart Schwimmen. https://www.asg-er.de/content/faecher/sport/schwimmen-skript.pdf. Abgerufen am: 12.07.2020.

Kandolf, W. (2011). Spezielle Biomechanik und Bewegungslehre sowie Trainingslehre des Schwimmens. Institut für Sportwissenschaften der Universität Innsbruck. http://sport1.uibk.ac.at/lehre/lehrbeauftragteKandolf_WernerSchwimmen%20Iernunterlage%20schwimmen%202%20SS%2011%20neu%20sw.pdf. Abgerufen am 11.07.2020.

Recknagel, A. (1990). Physik- Mechanik. Die Bewegung der Körper unter dem Einfluss von Kräften, 17. Auflage. Berlin: Verlag Technik.

Richter, M. (2012). Lernen in jedem Lebensalter. https://www.betreut.de/magazin/nachhilfe/lernen-in-jedem-lebensalter-655/. Abgerufen am 13.07.2020.

Strass, D. & Hahn, A. (2009). Biomechanik des Schwimmens. In Gollhofer, A. & Müller, E. (Hrsg.), Handbuch Sportbiomechanik: Biomechanik sportlicher Bewegungstechniken (S. 364-389). Schorndorf: Hofmann-Verlag.

Sprachliches + Naturwissenschaftlich-technologisches Bertha-von Suttner Gymnasium Neu-Ulm, Schwimmskript. https://www.bvsg-nu.info/wp-content/uploads/Schwimmskript-1.pdf. Abgerufen am: 11.07.2020.

Ungerechts, B., Volck, G., Freitag, W. (2002). Lehrplan Schwimmsport. Band 1: Technik: Schwimmen – Wasserball – Wasserspringen – Synchronschwimmen. Schorndorf: Verlag Karl Hofmann.

6. Abbildungsverzeichnis

Abbildung 1., Popescu, A. (1978). Schwimmen: Technik - Methodik - Training. München: BLV-Buchverl.

Abbildung 2., Albert Schweizer Gymnasium Erlangen, Asg-er., Theorie zum Kollegstufenkurs Schwimmen; Theorie zur Ergänzungssportart Schwimmen. https://www.asg-er.de/content/faecher/sport/schwimmen-skript.pdf. Abgerufen am: 12.07.2020.

Abbildung 3., Albert Schweizer Gymnasium Erlangen, Asg-er., Theorie zum Kollegstufenkurs Schwimmen; Theorie zur Ergänzungssportart Schwimmen. https://www.asg-er.de/content/faecher/sport/schwimmen-skript.pdf. Abgerufen am: 12.07.2020.

BEI GRIN MACHT SICH IHR WISSEN BEZAHLT

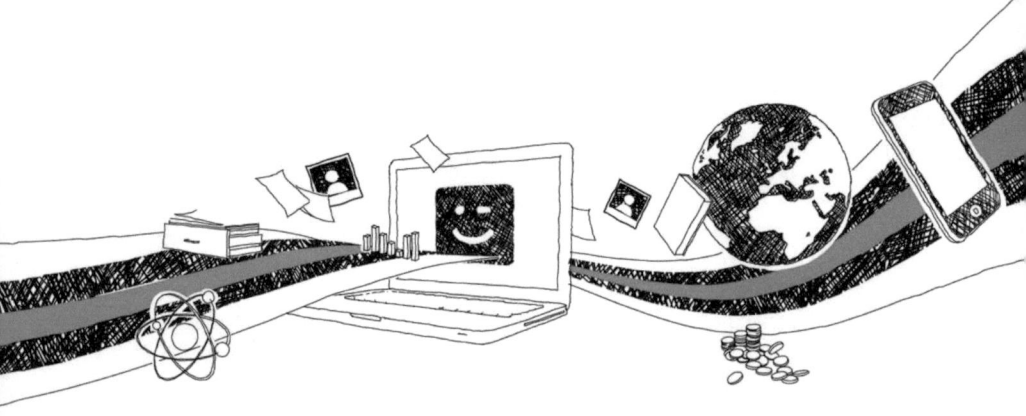

- Wir veröffentlichen Ihre Hausarbeit, Bachelor- und Masterarbeit

- Ihr eigenes eBook und Buch - weltweit in allen wichtigen Shops

- Verdienen Sie an jedem Verkauf

Jetzt bei www.GRIN.com hochladen und kostenlos publizieren

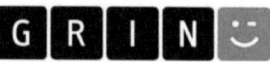